TRAITEMENT HYDROMINÉRAL

DES

TACHYCARDIES

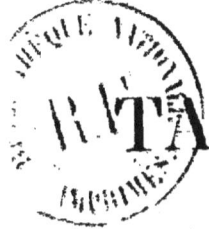

PAR

H. Huchard   ET   **A. Platot**

MEMBRE DE L'ACADÉMIE DE MÉDECINE   ANCIEN INTERNE DES HÔPITAUX

DE PARIS,   DE PARIS

Rapport au IIe Congrès de Physiothérapie (Rome, octobre 1907).

MACON

IMPRIMERIE PROTAT FRÈRES

JANVIER 1908

TRAITEMENT HYDROMINÉRAL

DES

TACHYCARDIES

8°Te 79
74

MÂCON, PROTAT FRÈRES, IMPRIMEURS.

TRAITEMENT HYDROMINÉRAL

DES

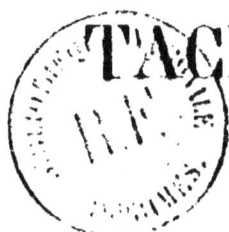

TACHYCARDIES

PAR

H. Huchard   ET   **A. Platot**

MEMBRE DE L'ACADÉMIE DE MÉDECINE   ANCIEN INTERNE DES HÔPITAUX

DE PARIS.   DE PARIS

Rapport au IIe Congrès de Physiothérapie (Rome, octobre 1907).

MACON

IMPRIMERIE PROTAT FRÈRES

JANVIER 1908

I

Depuis dix ans, dans des publications ou communications nombreuses, nous avons attiré l'attention sur l'action des cures thermales, de Bourbon - Lancy en particulier, dans les troubles fonctionnels du cœur : dyspnée, tachycardie, palpitations, hypertension ou hypotension artérielle, arythmie ou tachy-arythmie, arythmie palpitante, douleurs cardiaques ou précordiales, etc... Cette action se traduit par des *guérisons fonctionnelles* et non par des *guérisons anatomiques* qui, sans être exceptionnelles, sont cependant si rares, qu'elles doivent être toujours admises avec une extrême prudence et avec la sanction d'un diagnostic absolument exact et démontré. Parmi les troubles fonctionnels cardiaques, il en est un qu'il nous a été donné d'observer d'une façon particulièrement précise: la tachycardie dans ses diverses modalités. Nos observations sont si nombreuses qu'elles nous ont suggéré l'idée de les condenser dans un travail d'ensemble, sur le point de paraître. Ce sont les conclusions très résumées de nos recherches, en ce qui concerne seulement la thérapeutique hydrominérale que nous avons voulu présenter aujourd'hui.

La tachycardie est un symptôme caractérisé par l'accélération notable, souvent extrême, passagère ou permanente des battements du cœur. Phénomène objectif, elle diffère de la palpitation (battement de cœur doulou-

reusement ressenti) avec laquelle d'ailleurs elle coexiste
souvent ; quelquefois aussi, elle est associée à un autre
trouble fonctionnel, l'arythmie. Dans ces deux cas la
tachy-arythmie (arythmie avec tachycardie) et l'arythmie
palpitante (arythmie avec palpitations), isolées et décrites
pour la première fois par l'un de nous, ont une importance pronostique considérable ; d'abord, la première
fait très souvent cortège dans les cardiopathies artérielles à la dyspnée toxi-alimentaire, sans avoir la même
origine que celle-ci ; ensuite, la seconde s'observe surtout dans une cardiopathie valvulaire, le rétrécissement
mitral alors compliqué de thrombose auriculaire ou cardiaque. Toutes deux sont presque constamment irréductibles et rebelles aux agents médicamenteux, même à
la digitale ; notion pronostique d'une importance très
grande en thérapeutique, puisqu'elle met en garde
contre l'abus de ce puissant remède et contre des into-
xications dont nous avons été les témoins en voyant des
médecins s'acharner à vouloir faire disparaître quand
même avec la digitale et tous ses succédanés la tachy-
arythmie, l'arythmie palpitante et le rythme couplé du
cœur.

Physiologiquement, la fréquence du pouls est variable
aux différents âges, avec les attitudes diverses, la taille
du sujet ; il est accéléré par le travail de la digestion,
l'exercice musculaire et même par le simple changement
de position, lorsque nous passons par exemple de la
situation horizontale à la station verticale. Pour qu'il y
ait tachycardie, il est indispensable que l'accélération
du cœur soit très supérieure aux variations physiologiques et que le nombre des pulsations dépasse au moins
100 à 120 à la minute.

Les tachycardies reconnaissent trois grandes causes générales :

1° Une cause nerveuse, par lésion ou trouble fonctionnel des nerfs : du nerf pneumogastrique (paralysie du nerf d'arrêt) ou du grand sympathique (excitation des nerfs accélérateurs).

2° Une cause circulatoire, par modification de la tension vasculaire (hypertension ou hypotension artérielle).

3° Une cause toxique comme dans l'hyperthyroïdation du goitre exophtalmique ou l'insuffisance surrénalienne au cours de la maladie d'Addison, dans le tabagisme, etc...

Nous avons observé six modalités cliniques de la tachycardie :

1° La tachycardie paroxystique isolée ou superposée aux lésions valvulaires ou cardio-scléreuses,

2° La tachycardie au cours du goitre exophthalmique,

3° La tachy-arythmie paroxystique,

4° La tachycardie consécutive à la vaso-constriction périphérique par angiospasme,

5° La tachycardie dans les endocardites récentes,

6° La tachycardie dans les cardiopathies artérielles et notamment au cours de la sclérose cardio-rénale.

A. — Dans la tachycardie paroxystique, il n'y a point de lésions organiques et permanentes. C'est une maladie de la fonction, due probablement à une paralysie temporaire des nerfs pneumogastriques. Les accès surviennent brusquement; ils cessent souvent avec la même brusquerie et leur durée est plus ou moins longue. Cette névrose cardiaque caractérisée physiologiquement par un trouble de l'innervation vaso-motrice et par un abaissement plus ou moins considérable de la tension

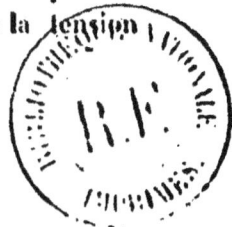

artérielle, se rencontre isolée ou associée à des lésions organiques du cœur. Sur 41 cas, nous en avons observé 26 de tachycardie paroxystique essentielle et 15 de tachycardie paroxystique surajoutée à des lésions organiques (6 fois à l'insuffisance aortique, 5 fois à l'insuffisance mitrale, 1 fois au rétrécissement mitral et 8 fois à la cardio-sclérose). Les 26 malades atteints de tachycardie essentielle paroxystique ont été suivis : 1 pendant six ans, 1 pendant cinq ans, 1 pendant quatre ans, 3 pendant trois ans, 7 pendant deux ans et 13 pendant un an. Tous ont été très améliorés, quelques-uns même complètement guéris de leurs crises depuis des années.

Sur les malades atteints d'insuffisance aortique, d'insuffisance mitrale ou de rétrécissement mitral avec tachycardie, le traitement, sans produire aucune modification de l'état organique du cœur, a fait disparaître la tachycardie surajoutée à la lésion. Les huit cardio-scléreux n'ont obtenu aucune amélioration.

B. — Dans le goitre exophtalmique, la tachycardie est presque toujours le premier symptôme en date et le plus constant, même dans les formes frustes. Les symptômes de cette affection sont trop diffus et trop compliqués pour qu'une lésion nerveuse localisée les explique. Le système nerveux tout entier est atteint ; c'est une névrose générale due à l'intoxication par excès de fonctionnement de la glande thyroïde. Permanente ou paroxystique, mais presque toujours permanente, la tachycardie s'accompagne de battements artériels du cou ; la pression vasculaire est variable, en rapport avec celle des sécrétions de la glande thyroïde. En outre, coexistent des troubles vaso-moteurs d'une infinie variété, bien connus, et sur lesquels il est inutile d'insister.

Sur 22 cas, 18 concernent des femmes observées, 2 pendant trois ans, 7 pendant deux ans, 9 pendant un an. Les 4 hommes ont été suivis, un pendant trois ans et 3 pendant un an.

Dix ont été fonctionnellement guéris : état général excellent, disparition de la tachycardie, des battements thyroïdiens, de l'exophtalmie, de l'amaigrissement, de la diarrhée et du tremblement ; 5 ont été améliorés ; les 7 autres n'ont obtenu aucun résultat.

C. — La tachy-arythmie paroxystique ou continue est en général d'un pronostic sérieux, car elle fait prévoir souvent l'évolution de la sclérose rénale ; cependant elle peut exister à l'état de névrose pure ou être associée à la cardio-sclérose, dans sa forme arythmique. Ainsi sur 14 cas de tachy-arythmie paroxystique trois seulement ont guéri, les onze autres sont restés irréductibles ; nous avons suivi plusieurs de ces malades pendant quatre, cinq et six ans, car souvent dans ces formes l'échéance rénale est plus lente à se montrer : la tachy-arythmie ne variait pas ; les malades revenaient se soumettre au traitement, en raison de l'amélioration obtenue pour l'état général.

Les neuro-arthritiques ont un système vaso-moteur très excitable, ce qui explique le refroidissement des extrémités, les algidités, les ischémies locales, les alternatives de rougeur et de pâleur de la face, l'émission d'urines abondantes alternant avec des urines rares et uratiques. Ces malades font de la tachycardie par vaso-constriction périphérique contre laquelle le cœur lutte en palpitant, ou à la suite d'abus d'excitants (thé, café, tabac, alcool, etc.). Parfois aussi, c'est au moment de la ménopause que ces accidents surviennent quand l'ovaire, sorte de frein hypotenseur (d'après Livon de Marseille), cesse de fonctionner.

Nous avons observé 61 cas de tachycardie fonctionnelle, 23 par angiospasme, 14 sous l'influence de la ménopause et 24 coïncidant avec un éréthisme cardiaque chez des intoxiqués. Tous ont été favorables.

D. — Chez les rhumatisants atteints d'endopéricardite récente, ayant laissé comme séquelles des lésions valvulaires, il existe souvent des troubles fonctionnels très accusés, palpitations, dyspnée, tachycardie avec hypotension et instabilité du pouls. Dans ces cas, la tachycardie est attribuable, d'une part, à l'amoindrissement de l'énergie contractile du cœur avec diminution de la pression vasculaire, de l'autre aux troubles de l'innervation cardiaque.

Sur 216 cas de maladies valvulaires du cœur, insuffisance ou rétrécissement mitral, insuffisance ou rétrécissement aortique, isolés ou associés, nous avons observé la tachycardie dans 70 cas, 58 enfants ou adolescents, 12 adultes. Les 58 enfants ont été suivis, un pendant sept ans, 2 cinq ans, 6 quatre ans, 18 trois ans, 18 deux ans, 13 un an. et les adultes, 4 cinq ans, 1 quatre ans, 4 trois ans et 3 deux ans.

Dans 9 cas, la tachycardie a été rebelle ; dans 22 autres, elle a disparu ; il y a eu amélioration ou diminution dans les 39 derniers.

E. — D'après Marey, le cœur se contracte d'autant plus vite que les résistances périphériques sont moindres. Cette loi est parfois en défaut en clinique, tant il est vrai que l'action mécanique ne doit pas être seule invoquée et que l'action nerveuse ou toxique joue un rôle qu'on aurait tort de négliger. Ainsi, dans la présclérose et la sclérose cardio-rénale, la tachycardie est souvent d'origine toxi-alimentaire par vaso-constriction périphérique. La fréquence du pouls est due à la lutte que le cœur est obligé de soutenir contre les obstacles créés à la périphérie du système vasculaire par son état spasmodique. Alors se manifeste le phénomène de la stabilité du pouls, caractérisé par l'absence d'accélération notable du pouls au moment où l'on passe du décubitus horizontal à la station verticale.

Sur 102 cas de présclérose, nous avons observé 25 fois la tachycardie et nous avons suivi : un malade pendant huit ans, 1 pendant sept ans, 1 six ans, 3 cinq ans, 5 quatre ans, 7 trois ans, 4 deux ans, et 3 un an. Tous ont été favorables. Par contre, sur 133 cas de sclérose cardio-rénale, chez la plupart desquels nous avons trouvé de la tachycardie, ce symptôme a toujours été rebelle au traitement.

II

Comment interpréter le mode d'action de la cure de Bourbon-Lancy sur les troubles fonctionnels cardiaques, en particulier sur la tachycardie? Par ses eaux minérales, par son climat, par le calme du séjour, cette station est éminemment calmante et la sédation s'exerce sur toutes les modalités de la sensibilité (douleurs articulaires, musculaires ou névralgiques), sur les spasmes (vaso-contriction périphérique), sur l'excitabilité nerveuse réflexe, sur le tremblement, sur l'insomnie; de plus, elle a une action très profonde sur la nutrition générale et sur toutes les manifestations rhumatismales, notamment dans l'endopéricardite récente des enfants et des jeunes sujets, comme les publications de l'un de nous l'ont démontré. Ses eaux hyperthermales, de 49 à 58°, peu minéralisées (1 gr. 80 par litre), alcalines mixtes, contenant des traces d'iode, de fluor, de lithine, de manganèse, sont très radioactives : elles émettent en abondance des gaz composés surtout d'azote, de traces d'oxygène et d'acide carbonique et des gaz rares (*argon, hélium, néon*) dans la proportion de 3,04 p. 100. La source du Lymbe débite annuellement 15 à 18.000 litres d'hélium ; c'est la plus riche en hélium de toutes celles qui ont été étudiées à ce point de vue; suivant le mot du professeur Moureu, collaborateur du regretté Curie, elle est une véritable *mine d'hélium*.

L'eau de la Reine, la plus fréquemment prescrite en boisson, a une action remarquable sur l'excrétion urinaire et sur la nutrition générale, par son pouvoir d'élimination de l'acide urique et des urates.

Toutes les eaux riches en propriétés radioactives ont un effet thérapeutique commun, la sédation (qu'elle s'exerce sur le système nerveux ou sur l'appareil circulatoire) et une action doucement stimulante sur la nutrition générale qui se traduit dans les analyses d'urines par une augmentation du rapport de l'azote de l'urée à l'azote total. Nous pouvons nous demander avec M. Laborde si l'émanation du radium contenue dans certaines eaux minérales n'a pas une action sur l'organisme, quand nous nous rappelons que cette émanation a des actions physiologiques indiscutables. D'autant plus que, dans

un rapport, à l'Académie de Médecine, le professeur
Raymond dit que l'action analgésiante semble être
l'apanage de tous les corps radiants. « L'action anal-
gésique des substances radioactives, dit-il, m'a d'autant
plus séduit que nous ne connaissons que fort peu de
moyens capables de diminuer aussi rapidement et aussi
énergiquement les manifestations douloureuses en général. L'emploi des doses infinitésimales constitue une
heureuse solution pratique de la question. »

De son côté, l'un de nous (M. Huchard) s'exprime
ainsi :

« Jusqu'au jour où les propriétés radioactives des
eaux thermales ont été démontrées, j'avais toujours été
étonné, tout en les constatant cliniquement, des résultats obtenus par les eaux de Bourbon-Lancy dans le
traitement des maladies du cœur. Aujourd'hui mon éton-
nement cesse et je comprends : « Par son climat, par la
composition chimique de ses eaux, par ses propriétés
radioactives, Bourbon-Lancy possède une action sédative
tout à fait spéciale, s'exerçant à la fois sur le système
nerveux et sur les fonctions circulatoires, action sédative
qui rend compte encore de ses excellents effets dans
les cardiopathies fonctionnelles : pseudo-hypertrophie
cardiaque de croissance et éréthisme cardiaque, palpitations nerveuses et réflexes, tachycardie-paroxystique,
angine de poitrine névrosique et angine vaso-motrice. »

Le bain et la douche sous-marine (douche d'eau chaude
dans le bain) agissent sur la circulation périphérique par
réaction vaso-dilatatrice ; ils augmentent la tonicité et
l'élasticité des petits vaisseaux avec action dérivative et
déplétive sur la circulation des organes profonds, action
s'opérant par l'intermédiaire des nerfs vaso-moteurs.

Car on peut, suivant la température des bains, modifier
la fréquence des contractions du cœur et la pression du
sang. L'effet, à la fin de la cure et à distance, est une
diminution du pouls et une augmentation d'énergie des
contractions cardiaques ; les circulations locales sont
régularisées et la périphérie est mieux irriguée.

Le bain et la douche sous-marine accélèrent les fonctions
de la peau en provoquant une sudation abondante et ainsi
une élimination des déchets de l'organisme. Ils activent
également les échanges intimes en faisant disparaitre
les stases viscérales et en augmentant l'énergie des circulations locales. Il en résulte un accroissement de l'ac-
tivité nutritive des tissus.

Les éliminations sont plus faciles, les oxydations plus
complètes ainsi que le démontrent les analyses d'urines.

En résumé, le bain et la douche sous-marine ont une
action sédative sur le système nerveux, puisqu'ils incitent
au sommeil, une action stimulante sur la nutrition générale, et une action déplétive, dérivative et anticongestive
sur la circulation. La stimulation est, en effet, parallèle
de la sédation et même dérive de cette dernière. Quand
le système nerveux est apaisé, les malades reprennent de
l'appétit, retrouvent des nuits tranquilles et l'état général s'améliore ; car souvent, l'état nerveux est le résultat
direct de l'affaiblissement ou de l'intoxication de l'organisme.

Cette médication est particulièrement indiquée dans
la tachycardie des endo-péricardites récentes, de la présclérose et de la vaso-constriction périphérique par angiospasme. On lui associe une sudation courte ; le malade
est ramené dans son lit en chaise à porteurs et reçoit
aussitôt après une friction générale à l'eau de Cologne sui-

vie quelques minutes ensuite d'une séance de massage général, effleurage et pétrissage très doux.

Dans les tachycardies ou tachy-arythmies paroxystiques, dans la tachycardie du goitre exophtalmique, la préférence est donnée au bain prolongé le matin, à la douche tiède en pluie le soir, ou bien au bain alterné chaque jour avec la douche : pendant cette douche, la salle est inondée de vapeurs chargées d'émanations. Ce traitement est complété par un massage doux avec vibrations manuelles ou mécanothérapiques sur le thorax et la région précordiale.

En résumé, c'est par l'action sédative de l'eau thermale, par son mode d'application, par l'association de la sudation, des frictions, des massages, de la mécanothérapie, de l'hygiène alimentaire surveillée et adaptée à chaque sujet, du repos loin des plaisirs bruyants que nous concevons l'influence de la cure hydrominérale sur les diverses modalités de la tachycardie. C'est par l'action calmante sur le système nerveux général que se rétablit la régularité des fonctions cardiaques.

Tels sont les résultats thérapeutiques immédiats ou éloignés que chacun de nous a observés à la suite de ce traitement hydrominéral depuis plus de dix ans.

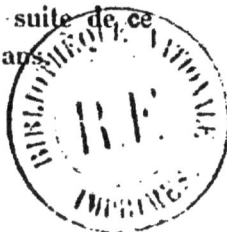

MACON, PROTAT FRÈRES, IMPRIMEURS.

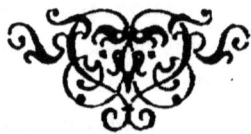

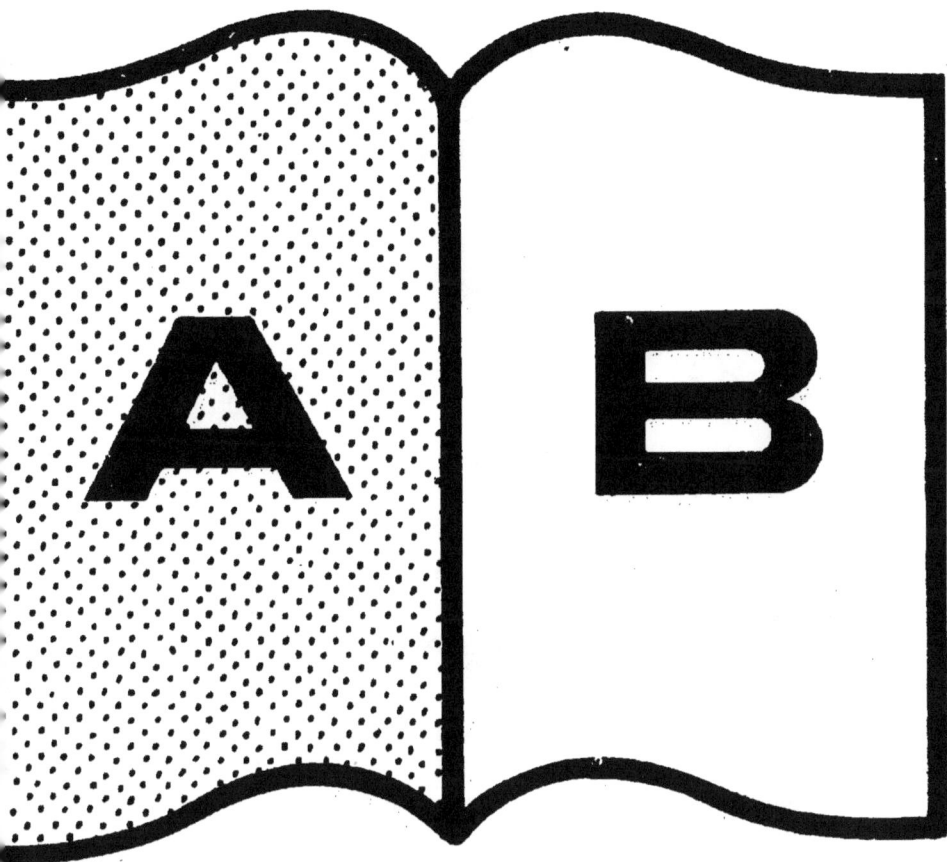

Contraste insuffisant

NF Z 43-120-14